AF586339

PUBLICATIONS DU *PROGRÈS MÉDICAL*

MEDICAL MATHEMATISME

PAR

Le Dr E. SÉGUIN

(DE NEW-YORK)

PARIS

AUX BUREAUX DU
PROGRÈS MÉDICAL
6, rue des Écoles, 6.

A. DELAHAYE & E. LECROSNIER
ÉDITEURS
Place de l'École de Médecine.

1880

MEDICAL MATHEMATISME

I. *Progrès de l'uniformité métrique en médecine.* — II. *Méthode numérique d'observation.* — III. *Instruments d'observation physique et positive.* — IV. *Loi de l'inter-convertibilité des forces étendue à la physique et à la physiologie.* — V. *Uniformité métrique.* — VI. *Records métriques d'observation.* — VII. *Medical mathematisme.*

I. Lorsque la pensée n'est plus réprimée, qu'elle peut prendre un véritable essor, le monde des idées devient aussi fécond que celui des pollens et des spermatozoaires, et il est possible de voir, pendant le cours d'une vie de moyenne durée, une idée saine et vigoureuse, couvrir à elle seule le monde des produits de sa prolifération. C'est ce qui est arrivé, de nos jours, pour l'*unité de mesures*, idée devenue infiniment trop vaste pour être embrassée d'un seul coup d'œil, mais dont une simple application peut devenir—il en a été ainsi pour moi, du moins — un moyen d'avancement intellectuel.

Cette idée n'est pas née d'hier, elle ne s'est pas produite spontanément. Pendant longtemps, elle a existé à l'état latent avant de revêtir une forme scientifique, et cette forme elle ne l'a prise que lorsque le besoin s'est fait sentir de réunir les divers procédés mécaniques et intellectuels; de plus, l'histoire de son dégagement lent d'entre les matériaux de la médecine conjecturale, contient la philosophie de son prochain développement. A tous ces titres, l'historique des phases qu'a parcourues cette idée ne doit donc pas être omis.

De tout temps, les réformateurs de la médecine ont compris dans leurs promesses celle de rendre notre art plus certain, notre science plus positive ; et c'est en voulant tenir cette promesse trompeuse, bien qu'honnête, en se servant d'instruments trop imparfaits pour réaliser l'idéal cherché, que les diverses Écoles qui se sont succédé nous ont laissé quelques grains d'or fin, qui brillent au milieu des scories de toutes leurs œuvres, œuvres trop pareilles à celles des alchimistes, auxquels la médecine a tant emprunté. Mais bien que ce précieux métal, la vérité, se soit accumulé très lentement par ce procédé, les naturalistes du dernier siècle commencèrent à s'apercevoir que l'accroissement de ce trésor était dû, non à l'imagination, mais à l'observation. Ils comprirent que le monde était régi par des lois immuables et non par des dieux anarchiques toujours prêts à bouleverser ces lois; ils comprirent également que, si le commencement de la sagesse était l'étude de ces lois, le commencement de la science devait être la création de méthodes et d'instruments de précision qui permissent de recueillir les faits, de bien voir les divers phénomènes, et qu'alors l'observation positive commencerait avec la mise en jeu de ces instruments et de ces méthodes ; ils comprirent enfin que, de ce moment seulement, daterait l'ère de la connaissance de l'homme par l'homme.

Ces idées, exprimées d'abord par des médecins naturalistes, Lamark et Darwin, pénétrèrent peu à peu dans la pratique médicale.

II. Cinquante ans plus tard, nos maîtres étaient arrivés à cette conclusion : Que la médecine conjecturale avait fait son temps, et que le calcul, appliqué à des phénomènes bien décrits, suffirait pour assurer en médecine les résultats positifs obtenus dans les autres sciences naturelles. Leur jugement était juste, mais leurs idées pratiques sur ce sujet étaient fort limitées. Il n'y avait aucun doute dans leur esprit sur ce fait, que le savoir ordinaire d'un statisticien dut suffire à enregistrer tous les résultats ; quant à l'infaillibilité du diagnostic exigée par la méthode, ils n'avaient pas tort de s'y fier dans le cercle de la Société médicale d'observation, qui comptait parmi ses membres : Louis, Andral, Cruveilhier, Bouillaud, Bowditch, Abercrombie, Richard Bright, Addison, Stokes, Skoda, Oppolzer, etc., etc. Inutile de dire à quel point fut attaquée cette Société médicale d'observation ; mais il est instructif de rechercher par qui et par quels moyens. Quelques-unes de ces attaques, visant surtout les personnes, furent oubliées avec leurs auteurs, mais certaines autres eurent temporairement plus de poids, car elles émanaient d'hommes à vues justes, mais courtes et étroites, et qui ne se préoccupaient que du présent. Doués d'une dangereuse aptitude critique, ces hommes purent aisément démontrer que la *Méthode numérique* de Louis, etc., n'était pas une méthode, mais bien l'énoncé d'une forte volonté d'observer plus exactement que les autres, et que leur prétention à la création d'un système parfait d'observation, ne reposait que sur leur propre supériorité.

Les méthodistes modernes, battus sur ce point, gagnèrent à ces attaques de nombreux et attentifs auditeurs, parmi lesquels se répandirent leurs idées, et auxquels ils firent partager leurs aspirations vers une médecine positive. Ils gagnèrent ainsi un grand nombre de disciples ardents, et ceux-ci commencèrent à appliquer leur énergie à la réalisation de l'utopie de leurs maîtres: *Une méthode numérique d'observation.* Les géants avaient été terrassés par les pygmées, mais le trône de la médecine autoritaire était brisé et désormais, comme pour les autres sciences physiques, le règne des lois commençait pour la médecine.

Une remarque qui pourra sembler vulgaire, mais qui trouve ici sa place, c'est que quand une science ou une industrie se trouve notablement en arrière des autres, une de ses collatérales la prend — nous parlons au figuré — par la nuque et la force à reprendre le niveau commun. C'est ainsi que nous avons vu l'architecture, qui depuis longtemps avait perdu sa grandeur et sa force, recevoir un sens nouveau de force et de grandeur par les progrès récents de la métallurgie et l'application de la nouvelle dynamique qui en résulte. De même et dans le même temps, la physiologie expérimentale et presque toutes les sciences physiques et mathématiques préparaient des *instruments* et des *méthodes* qu'il était facile d'appliquer à la rénovation de la médecine, dans le sens indiqué par la Société d'observation positive.

III. Les *sens*, ces instruments exquis de la nature, ont toujours été en médecine des instruments dont savaient se servir un petit nombre de médecins, et non pas la généralité de ceux qui exerçaient cet art. On ne chercha jamais à leur donner le même degré de culture que l'on accordait à l'esprit. En fait, à l'époque dont nous parlons, l'éducation ou plutôt l'entraînement des sens en général, et des sens médicaux en particulier, était non seulement inconnue, mais elle n'avait pas même de nom. Ce n'est qu'à partir de cette époque, que l'éducation des sens médicaux commence à se faire indirectement et empiriquement dans les *Ecoles pratiques* et les *Laboratoires* ouverts nominalement à tous les étudiants mais insuffisamment outillés, même pour un petit nombre d'élèves. Cependant, il est encore vrai, aujourd'hui, que, malgré les efforts déployés et les immenses progrès réalisés, il est encore vrai, disons-nous, que les sens ne reçoivent pas, dans les départements primaires et secondaires de l'instruction, cet entraînement qui leur permettrait de sentir avec délicatesse et précision et qui les préparerait à la manœuvre et à l'usage des instruments de diagnostic positif et d'analyse qualitative et quantitative; et, par le fait de ce manque d'éducation, les sens médicaux restent comparativement paralysés ou anesthésiés, au lieu de devenir des agents capables de diriger la marche et les opérations des instruments et des méthodes d'observation sensorielle, comme le cerveau qui dirige lui-même les opérations mentales.

Quant aux instruments proprement dits, ils étaient tous destinés aux opérations de chirurgie, à l'exception de la montre ou du chronomètre. Le stéthoscope et le plessimètre étaient, en effet, à peine inventés; les spéculums, rares et grossiers, étaient limités à un seul usage; le thermomètre et les balances de Sanctorius avaient été oubliés avec soin. De sorte que l'on peut dire que les moyens d'observer mathématiquement étaient tous à créer, et cette création est aujourd'hui réalisée.

Il n'est pas besoin de rappeler ici les travaux de Kölliker, Becquerel, Vierordt, Helmhostz, Donders, Duchenne (de Boulogne), Remak, Wunderlich, Marey, Malassez et de tous ceux qui inventaient successivement nos instruments de précision et ouvraient la série, en apparence interminable, de nos observations chimiques, héliographiques, mathématiques et autographiques (*self registering*). Cette période de création dura quarante ans ; après quoi, on espéra qu'il suffirait de se servir de ces instruments merveilleux pour obtenir la certitude médicale.

Cette espérance fut déçue ; et cela tînt à ce que tous ces moyens précieux d'analyse étaient sans lien commum, sans philosophie commune, ce qui fut amplement démontré par les conclusions auxquelles arrivèrent les spécialistes. Cela tenait également à ce que ces derniers, savants distingués dans la petite sphère où ils s'étaient confinés, étaient en réalité plutôt des microscopistes, des électriciens, des thermométriciens (etc.), que des médecins, dans le sens synthétique du mot. De sorte que, pendant la brillante période que nous venons de parcourir, ce ne fut pas le génie qui manqua, mais bien la méthode.

Cette méthode résultera de la coordination des observations positives, prises dans les limites de l'uniformité mathématique, la seule qui permettra d'enregistrer et de traiter les normales de la santé et toutes les anomalies de la maladie comme des quantités inter-changeables et intermensurables en toutes proportions.

Cette méthode, que la Société médicale d'observation avait préparée et en quelque sorte pressentie, c'était le « *Mathématisme médical.* »

Nous voyons, maintenant, que la cause première de l'insuccès de la Société médicale, c'était le manque d'instruments d'observation. Mais, à cette cause, il s'en ajoutait deux autres.

IV. La loi de la corrélation — interchange ou plutôt identité des forces naturelles —, ne pouvait pas être appliquée à la physiologie et de là à la médecine, avant d'avoir été démontrée et appliquée en physique.

Le mathématisme médical ne pouvait pas être créé avant que l'uniformité mathématique des quantités eût été bien déterminée, acceptée par la généralité, et appliquée aux quantités physiologiques.

Quoi que Rumford eût proclamé l'unité essentielle des impondérables à la fin du siècle dernier, c'est seulement en 1824 que Sadi Carnot a formulé la théorie de la corrélation des forces, et en 1842 que Mayer (de Heilbron) a démontré que la lumière du soleil, le dégagement de la chaleur, le mouvement mécanique, les affinités électriques ne sont que les modifications interchangeables d'une force unique. En d'autres termes, il y a une *force* qui revêt sans cesse les formes de la nature vivante ou morte, c'est la chaleur (*calor*) active ou latente. Joulé mit cette vérité au-dessus de toute controverse pour la physique, et Traube a fait de même pour la pathologie physiologique.

Depuis lors, il devint sinon facile, du moins possible, au moyen de nos nouveaux instruments d'observation, de vérifier cette loi sur l'homme à l'état physiologique et pathologique. Maintenant, ce sont des vérités banales, que, à une caloricité normale, correspond la régularité des autres fonctions ; que, quand cet équilibre est rompu, l'augmentation des produits d'une fonction correspond à la diminution des produits d'une ou de plusieurs autres; que l'excès de dégagement de chaleur correspond à un excédent d'urée, à une diminution de poids, à un arrêt de croissance (etc.).

Sans doute, on avait dit ou soupçonné tout cela depuis longtemps, mais on ne l'avait pas démontré mathématiquement. C'était une hypothèse, mais ce n'était pas une loi. C'est pourquoi ces substitutions de fonctions n'étaient ni enseignées ni traitées avec autorité ; car la science peut bien, de temps à autre, avancer, en vertu d'une croyance ou d'une hypothèse heureuse, mais elle ne fait des progrès certains que lorsqu'elle s'appuie sur des faits authentiques.

L'interdépendance des fonctions dans la santé et dans la maladie n'ayant été mise hors de doute que depuis que la loi de la convertibilité des forces est ressortie des faits, elle passa successivement de la physique à la physiologie et de la physiologie à la médecine, et c'est seulement alors qu'elle pût être appliquée à la pathologie avec certitude et continuité.

Le même progrès a été obtenu en thérapeutique, pour laquelle les nouveaux instruments et méthodes d'analyses ont donné les moyens de réduire en quantités mathématiques l'action d'un certain nombre de médicaments. Pourquoi pas de tous, pourra-t-on nous objecter? Cela tient peut-être à ce que cette section du mathématisme médical vient à peine de commencer cette série d'études. D'ailleurs, de ce fait que le mathématisme appliqué méthodiquement n'aura pas, après de rigoureuses expériences, démontré par des chiffres l'action thérapeutique d'un médicament, il n'y aurait aucune raison d'imputer la faute à la méthode en elle-même. Nous n'insisterons pas sur ce côté de la question, important sans doute, mais qui n'est ici que secondaire, car nous considérons seulement la méthode dans sa généralité.

V. Nous avons vu que les instruments mathématiques d'observation étaient suffisants pour le travail à accomplir, et que le principe de la méthode « la corrélation des forces » était indiscutable, en physiologie aussi bien qu'en physique. Il reste donc seulement à trouver le lien qui unira toutes les opérations exécutées au moyen de ces instruments avec le principe lui-même, et ce lien nous donnera la méthode recherchée. Ce lien, nous le trouvons dans l'unité mathématique et l'adoption universelle du système métro-décimal.

Bien que ce système ait été formulé dès la fin du siècle dernier, recommandé par Washington et Jefferson avant même d'être promulgué en France et employé par Humboldt, avant 1880, dans son traité de l'*Irritation de la fibre musculaire*, c'est seulement depuis 1840 que son usage s'est répandu en médecine. Il y a cependant encore des écoles de médecine qui ne l'adoptent pas; il n'en est pas ainsi pour les écoles de pharmacie qui, en aucun endroit que nous sachions, ne sont aussi rétrogrades.

Quoi qu'il en soit, le système métrique devînt populaire à l'époque même où les instruments de diagnostic positif étaient inventés et le principe de l'inter-convertibilité des forces accepté. Par cette heureuse coïncidence, en même temps que la doctrine de l'unité des forces faisait son entrée dans les sciences physiques, l'unité du système métrique venait offrir, pour la première fois, la possibilité de mesurer avec le même étalon, le monde matériel solide, liquide ou gazeux; les impondérables, mouvement, vitesse de la lumière sons, forces centripète et centrifuge, courants nerveux et électriques, et même de noter en chiffres métro-décimaux l'intensité d'action exercée par la pensée et par les émotions sur le cours du sang, la calorification et l'innervation. Voilà où en est aujourd'hui la question.

Nous pourrions maintenant, en présence des résultats merveilleux que nous venons de signaler, demander pourquoi certaines nations, très avancées sous d'autres rapports, refusent encore d'adopter le système métrique qui leur assurerait les avantages d'une mesure scientifique internationale? Nous pourrions également demander aux médecins ana-métriques jusques à quand ils se refuseront à l'emploi du système métrique comme moyen de communication médicale entre nations; et aux médecins qui se servent des poids et mesures métriques pour prescrire et pour décrire, pourquoi ils s'arrêtent là et refusent de s'en servir pour enregistrer et calculer les fluctuations des principales fonctions dans les états physiologiques et pathologiques et pour en prédire ou en modifier le cours par la méthode graphique et mathématique?

Mais, pour notre objet, il nous a suffi d'avoir établi la concurrence de ces trois faits : *a*) l'invention des instruments d'observation positive; *b*) la preuve que toutes les énergies humaines sont les expressions d'une synergie unique; *c*) la possibilité de traiter les quantités les plus hétérogènes comme homologues par le calcul métro-décimal. Et cette concurrence est tellement frappante, que sa simple énonciation nous a permis de faire voir que, de l'usage simultané de ces trois éléments par les médecins, il résultera un système de médecine dont les moyens d'exécution seront les instruments d'observation positive, dont le principe sera la loi de l'unité des forces physiologiques et dont l'unité métrique sera l'expression mathématique.

Ce système de médecine n'est autre que la méthode numérique cherchée et prédite par Louis, Andral et leurs collaborateurs, mais il est beaucoup plus complet que ces derniers n'avaient osé l'espérer. Il est la représentation la plus délicate et la plus parfaite de la puissance des nombres.

VI. Dans un ordre de phénomènes dont l'incertitude préparait la gloire de quelques-uns et l'oubli des autres, cette puissance des nombres vient apporter une précision qui retire aux premiers le monopole des diagnostics difficiles et donne, à tous les praticiens studieux, la capacité de prendre, d'enregistrer, de lire les signes et surtout la marche des maladies avec une précision mathématique.

Pour remplir les conditions exigées par le nouvel ordre de choses, bien autrement important que les anciennes divisions d'écoles « le médecin qui ne peut pas donner dix minutes à chacune de ses visites et beaucoup plus lors de la première, ne doit pas se charger de nouveaux malades (Wunderlich).» A cet effet, il doit avoir avec lui un *livret d'observations* sur lequel il écrit de suite en chiffres métriques, le mouvement des grandes fonctions et les quantités des produits morbides importants. Il ne saurait ouvrir ce journal, matin et soir et plus souvent s'il le faut, sans être à même de lire d'un coup d'œil des séries de chiffres, comparables et computables en toutes proportions (bien que représentant les phénomènes morbides les plus hétérogènes), et cela parce que les mesures qu'il a prises sont toutes métriques. Une série de ces chiffres représente l'état d'une fonction, l'ensemble, la marche de la maladie avec ses progressions, ses oscillations, les perturbations partielles ou nouvelles, une complication, une crise (etc.). Le tout avec un petit nombre de chiffres, sans longueurs ni perte de temps.

Voilà la balance du doit et avoir de la vitalité confiée au médecin. De ce capital *vie*, nous devons compte en toutes circonstances, et, avec les moyens que la science a mis récemment à notre disposition, nous devons être prêts à rendre ce compte mathématiquement. Aussi, mettons-nous au premier rang des avantages de ces *Records d'observation quotidiens*, la garantie qu'ils offrent, au médecin et à ceux qui l'emploient, à un moment quelconque d'un traitement ou longtemps après, et à quelque distance qu'il réside de ses anciens clients, de pouvoir toujours communiquer à un nouveau médecin copie de ces Records, qui éclairent le présent par le passé, préviennent les erreurs, en même temps qu'ils couvrent la responsabilité et font foi de la valeur des services rendus. Ces Records sont encore plus utiles, en ce qu'ils offrent au praticien le moyen de critiquer ses propres opérations, de préparer les matériaux de beaucoup de monographies et de se tenir au courant des progrès positifs de sa profession.

Que doivent contenir ces Records d'observation (*bed-side-notes*)? Quelques chiffres représentant les quantités métriques des aberrations de fonction ; l'augment ou le décroît de la *calor* produite, dégagée ou retenue ; les pertes de poids, de globules sanguins, d'hématine (etc.); les altérations du mouvement du pouls, du cœur, et de la respiration ; celles des excrétions et sécrétions, comme l'urée, l'albumine, le sucre ; et, d'après ces quantités métriques, nous pourrons lire et inscrire en chiffres, l'étendue et les variations des désordres qui caractérisent les maladies, leur marche et leur terminaison. Si l'on ajoute à ces chiffres, qui représentent l'état pathologique, ceux fournis par les effets thérapeutiques des médicaments, on pourra dire que l'on traite les maladies avec une unité et une rigueur scientifiques. Si l'on collationne ligne par ligne, tous les cas d'une même sorte, on apprend bientôt, de l'inflexible équité des nombres, la véritable histoire naturelle des maladies et leur prophylaxie, et l'on prépare les matériaux d'une nosologie mathématique et ceux d'une statistique médicale universelle.

VII. Nous pouvons résumer de la manière suivante les éléments progressifs de la médecine qui demandent à être réalisés : 1° besoin d'une rénovation hippocratique : — 2° application à cette rénovation des instruments d'observation positive ; — 3° substitution de la doctrine de l'unité interchangeable des forces à la polydynamique en physiologie et en pharmacologie : — 4° application du calcul métro-décimal aux quantités mesurées ou tracées par les méthodes mathématiques ou graphiques : — 5° adhérence absolue à un plan de Record qui embrasse les éléments précédents dans un vaste système de mathématisme médical.

Nous n'ignorons pas qu'il y a des forces qui s'opposent activement au succès du mathématisme en médecine. La force d'inertie des vieux praticiens, et l'opposition plus agressive de certains jeunes, car nul n'est aussi rétrograde qu'un jeune réactionnaire, produisent nécessairement de l'automatisme dans les études. Ajoutons à cela, pour empêcher encore l'avénement du système métrique, les obstacles qu'apportent certains savants qui ne lui pardonnent pas de ne pas l'avoir inventé, et l'intérêt de quelques éditeurs, propriétaires de journaux-annonces, qui font fortune en traduisant en langage gothique les livres écrits en langage métrique. Mais le plus grand obstacle au progrès en médecine, c'est l'absence ou l'imperfection de l'enseignement du système métrique dans les écoles publiques, et son exclusion dans les écoles spéciales.

Pour ne parler que des écoles d'enseignement de notre profession, leur organisation consiste à faire des cours et à avoir de simples auditeurs, mais elles n'offrent aucune place pour l'*enseignement actif* du système métrique appliqué aux quantités physiologiques et pathologiques, pour la culture des sens médicaux, pour la manœuvre et l'usage des instruments de précision, pour l'étude de la tenue des livres d'observation mathématique et graphique, et pour l'art de lire sur des courbes et des séries de chiffres les fluctuations de la santé et de la maladie. Tels sont les principaux obstacles qui s'opposent à la mathématisation de la médecine.

En revanche, chaque progrès dans les méthodes d'analyse, chaque invention nouvelle d'instruments de précision et chaque avancement des sciences médicales accessoires ajoutent à la force concentrique du principe : *Unité mathématique des sciences.*

Les pharmaciens, à leurs derniers Congrès nationaux et internationaux ont accepté ce principe, et ils préparent une *pharmacopée universelle* dont ce principe sera la base, et dont le système métrique sera le langage quantitatif. Quand cela sera fait, trouvera-t-on encore des professeurs pour enseigner les dosages et les mesures gothiques, et pour refuser dans leur enseignement une place à la tenue des livres d'observation métrique ?

Tous ces obstacles venant à disparaître, où trouvera-t-on un médecin qui puisse prétendre pratiquer avec sécurité pour ses malades et pour sa propre réputation, s'il n'appuie sa pratique des indications que lui fourniront les instruments et les méthodes d'observation ; s'il ne se sert pas ou ne sait pas se servir : du thermomètre clinique pour constater les degrés des pyrexies et leur progression ; du thermomètre de surfaces pour établir la marche des inflammations locales, les localisations cérébrales ou autres, la période dans laquelle se trouve une paralysie non encore observée, etc. : du spiromètre pour compter et mesurer les inspirations; du dynamomètre, pour mesurer l'inégalité de la contractilité musculaire entre les deux côtés, ou sa diminution progressive ; du galvanisme, de la faradisation ou de l'œsthésiométrie pour déterminer les pertes ou les exaltations de la sensibilité : du fil à plomb pour constater les déviations de la perpendiculaire, produites par des anomalies de structures, anomalies impossibles à constater sans cela ; du stéréographe de Broca, pour reproduire sur le même plan les côtés opposés d'un corps, comme le cerveau, qui ne pourraient être reproduits avec fidélité par un autre procédé ; des compas et des balances de toutes sortes pour comparer les dimensions et les poids ; des réactifs chimiques pour étudier les modifications des sécrétions, des exhalations, etc. ; du microscope, du microphone, de l'hématomètre, des spectres et des autres instruments qui permettent de pénétrer au delà de la portée naturelle des sens ; de l'optometre et du phacomètre pour mesurer la vision ; de l'ophthalmoscope et des autres instruments d'observation des organes internes des sens ; de la montre et du chronomètre qui furent si longtemps nos seuls instruments de précision et qui, complétés maintenant par le métronome, permettent de découvrir les anomalies du « temps » dans la circulation, la respiration, la parole, etc. ; enfin — car nous n'avons pas la prétention de faire une énumération complète — de tous les instruments compteurs et auto-enregistreurs dont le type est le sphygmographe.

Comme il faut, autant que possible, prévenir les critiques, même les plus absurdes, que l'on pourrait nous adresser, nous dirons que l'emploi de tous ces instruments n'est pas nécessaire dans chaque cas, mais qu'il peut le devenir, d'où la nécessité d'être prêts si le besoin s'en faisait sentir. Mais, serons-nous prêts, si nous n'avons pas acquis leur manœuvre et compris leur mathématique ? et ces instruments eux-mêmes seraient-ils à notre portée, si la diversité de leurs échelles nous met dans l'impossibilité de ramener la multiplicité et l'hétérogénéité des symptômes à leur unité pathologique ?

Cette question ne nous touche pas seuls. Les physiologistes y sont autant et plus intéressés que nous. Ceux qui ont le plus fait pour sa solution, y travaillent encore. Ainsi, l'inventeur d'un grand nombre d'instruments de diagnostic positif et des instruments graphiques les plus ingénieux employés dans les laboratoires est encore employé, aujourd'hui, à donner à ses instruments cette *unité de temps, d'échelle et de mètre*, qui permettra de faire concorder le résultat des opérations physiologiques avec les autres résultats du mathématisme médical. A ce sujet, M. le professeur Marey m'a remis une note sur la *nécessité de l'uniformité dans les records graphiques*, note qui devait être présentée au Congrès médical international de 1879. La même cause qui en empêcha la lecture complète à Amsterdam, m'oblige encore d'en donner ici, seulement un extrait :

« La méthode graphique, dont l'application s'étend maintenant de la physiologie à la médecine, n'aura pas toute sa valeur tant que ceux qui s'en servent ne seront pas tombés d'accord au sujet du temps, des mesures, des espaces et des règles qui devront uniformiser leurs opérations.

« La plus importante de ces réformes serait de consentir un temps uniforme pour les opérations graphiques ; parce que le tracé d'un acte sur le papier, avec une certaine vitesse du charriot, diffère entièrement d'un autre tracé du même acte, pris avec une vitesse différente, comme le prouvent les graphiques ci-dessous reproduits. (*Fig.* 1).

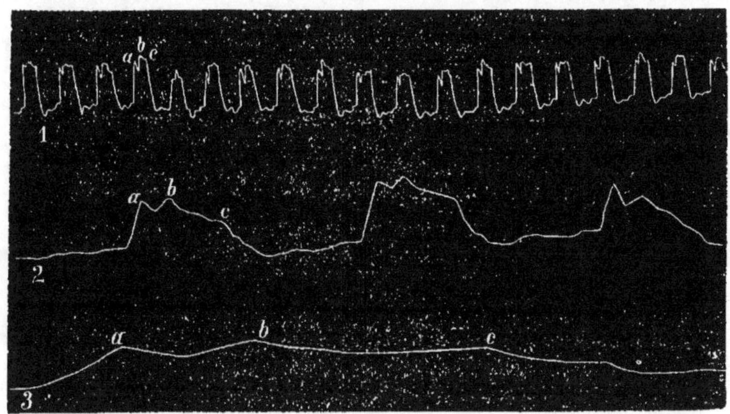

Fig. 1.

« Ces tracés représentent les mêmes pulsations du cœur, prises avec le même instrument, mais avec des vitesses différentes du charriot. C'est ainsi que les ondulations (courbes) *a*, *b*, *c*, bien que communes aux trois tracés, paraissent entièrement différentes.

« Il est également nécessaire de convenir quelle devra être la vitesse, selon l'objet en vue. Pour les observations à faire sur l'homme sain ou malade, je pense qu'il suffirait d'une vitesse uniforme du charriot moteur du papier de 2 centimètres par seconde, vitesse qu'il est aisé d'obtenir avec précision. Pour les expériences de physiologie, j'ai proposé d'autres vitesses ; je soumets ces suggestions aux médecins et aux physiologistes, avec la conviction que plus longtemps nous continuerons d'observer et d'expérimenter sans unité de plan, de temps, etc., plus nous préparons d'éléments de chaos au lieu de matériaux pour la science. »

Ce savant professeur travaille donc, de son côté, à réaliser les idées que nous cherchons à faire prévaloir ; c'est ce qui explique le chaleureux intérêt qu'il porte au plan d'uniformité médicale, et qu'il m'exprimait dans la lettre suivante :

Paris, 16 juillet 1879.

Mon cher confrère,

Je regrette de ne pouvoir me rendre au Congrès de Cork. J'aurais été heureux de vous applaudir dans votre belle entreprise d'unification des mesures dans les sciences médicales. Vous réussirez, j'en suis sûr, et cela prochainement. Pourquoi ajournerait-on l'adoption d'une mesure dont la nécessité devient chaque jour plus impérieuse.

Je vous adresse tous mes vœux avec l'expression de ma respectueuse amitié.

MAREY.

Notre intention primitive était d'éviter même l'apparence d'un appel aux autorités médicales dans une question qui se recommandait par son seul mérite et par la force qu'elle devait exercer sur l'esprit du monde médical. Mais, au dernier moment, après mûre réflexion, nous ne nous sommes pas senti libres de priver la cause que nous prétendons servir, de l'appui que vient lui donner l'opinion de savants, qui, en dehors même de leur haut caractère personnel, sont les chefs reconnus du positivisme médical.

C'est pourquoi nous publierons les lettres suivantes, dont l'omission aurait pu nous être reprochée.

Paris, 13 septembre 1879.

Très honoré Confrère,

N'hésitez pas à dire à la *British Medical Association* que les livres de chimie théorique et même de chimie technique sont aujourd'hui, dans tous les pays du monde et même en Angleterre, écrits dans le système décimal, et qu'il devient urgent que le corps médical anglais ne fasse plus de résistance à son adoption pour les usages de la médecine et des pharmacopées ; car cette résistance empêche bien des progrès, elle n'a aucune utilité ; c'est un reste de barbarie qu'il est bon de faire disparaître, et le plus tôt possible.

Je souhaite que vos efforts soient couronnés de succès, en Angleterre comme aux États-Unis de l'Amérique du Nord, et je vous prie d'agréer l'hommage de mes sentiments de haute estime et d'affectueux respect.

Dr C. MÉHU,
Pharmacien en chef de l'hôpital Necker.

Paris, le 19 juillet 1879.

Mon cher Dr Séguin,

Nous serions ravis que vous réussissiez à faire accepter le Système métrique aux médecins anglais et américains. Pour les modèles qui servent à l'enseignement de l'anatomie, les mesures anglaises sont un obstacle inextricable, et les faire disparaître sera un bienfait pour toutes les écoles.

Dr Auzoux.

Varennes, 30 septembre 1879.

Cher Confrère,

L'utilité d'une vaste enquête touchant les sinistres qui frappent la vie humaine est partout sentie. Cette enquête est en pathologie générale ce que les enquêtes atmosphériques sont à la nouvelle météorologie, qui a déjà donné de si beaux résultats. Ni l'une ni l'autre de ces enquêtes ne sont possibles qu'à la condition d'user partout des mêmes instruments, échelles, poids et mesures. Sous ce rapport, la ténacité des médecins anglais à garder leurs gothiques, poids et mesures, présente une inexplicable et déplorable anomalie. Sans uniformité de poids et mesures entre nations, pas de statistique médicale; sans statistique médicale, pas de médecine générale; et sans médecine générale, rien qu'empirisme. L'œuvre moderne des médecins est de substituer à l'empirisme l'histoire naturelle de l'homme, à laquelle, sous le nom de démographie, j'ai consacré mes études.

A. Bertillon,
Chef des travaux statistiques de la ville de Paris.

Paris, le 21 juillet 1879.

Monsieur et très honoré Confrère,

Vous avez entrepris une œuvre généreuse et éminemment utile. Tous ceux qui aiment la science et se préoccupent des progrès de la société civilisée sont avec vous. En effet, quoi de plus important que de renverser les barrières qui nous séparent?

Nous employons déjà les mêmes chiffres et le système décimal. Vous voulez l'unité de poids et de mesure. C'est un second pas. Un jour viendra peut-être où tous ceux qui auront à exprimer des faits scientifiques emploieront la même langue. Quant à la réforme que vous allez introduire, elle est tellement nécessaire en microscopie qu'il est presque inutile de le dire et qu'elle est déjà faite en grande partie.

Veuillez agréer, Monsieur et honoré confrère, avec mes meilleurs compliments, l'assurance de ma considération la plus distinguée.

L. Ranvier,
Professeur d'Anatomie générale au Collège de France.

Paris, 23 juillet 1879.

Monsieur et cher Confrère,

Je n'ai plus besoin d'insister auprès de vous sur la nécessité de l'adoption générale du système métrique en médecine. Vous développez mieux que personne l'intérêt qui se rattache à cette question sous le double rapport de la science médicale et de la santé publique, qui dépend de la sûreté des prescriptions.

Mais il y a un point de vue que je tiens à vous présenter : c'est celui qui concerne l'anthropologie. Les métrologies locales sont encore usitées par les médecins dans plusieurs pays; mais il n'y a plus maintenant dans le monde entier qu'un seul pays où les anthropologistes aient refusé d'adopter le système métrique : c'est l'empire britannique. L'anthropologie positive repose pourtant avant tout sur la craniométrie et sur l'anthropométrie. Les anthropologistes anglais, en continuant à exprimer leurs mesures en pouces et $\frac{1}{8}$ ou $\frac{1}{10}$ ou $\frac{1}{12}$ de pouce, et leurs pesées en livres et onces *troy* ou *avoir-du-poids*, se créent des difficultés arithmétiques, s'exposent à des confusions qui se produisent non seulement à l'étranger, mais quelquefois même entre eux, et se tiennent, par rapport au reste du monde, dans un état d'isolement très nuisible au progrès de la science.

Veuillez agréer, Monsieur et cher confrère, l'expression de ma considération distinguée.

BROCA,
Professeur à la Faculté de médecine de Paris.

Paris, 17 septembre 1879.

Monsieur et très honoré Confrère,

J'applaudis des deux mains à votre tentative d'unification en matière de poids et mesure dans le domaine médical. Nous avons obtenu en France de tels avantages de l'emploi du système métrique que nous devons désirer vivement le voir mettre en usage à l'étranger. C'est, du reste, une chose déplorable que d'être obligé, en lisant les mémoires scientifiques des diverses nations, de traduire même les chiffres; c'est bien assez des mots!

Votre bien dévoué confrère,
PAUL BERT,
Professeur de Physiologie à la Faculté des sciences de Paris.

Je m'associe complètement aux conclusions de M. le Professeur Bert.

CHARCOT,
Professeur à la Faculté de médecine de Paris.

Mesnil-le-Roi, 19 juillet 1879.

Cher Monsieur Seguin,

Je suis tout disposé à vous venir en aide, car votre idée d'aujourd'hui (l'uniformité internationale en médecine et en pharmacie, et, préalablement l'adoption partout du système métrique) est bonne, comme l'était celle d'autrefois (l'enseignement de la thermométrie humaine, aux femmes, pour qu'elles puissent l'appliquer dans les familles, dans les écoles et dans la société).... Mais l'âge de 78 ans passés n'étant pas celui des convalescences faciles, je ne puis vous en dire davantage.

Acceptez mes regrets. Je vous serre la main. E. LITTRÉ,
de l'Institut de France, etc.

Ces lettres n'ont pas besoin de commentaires. Ceux qui les ont écrites sont à la tête de l'une quelconque des branches de nos sciences médicales. Tous sont unanimes à déclarer que le système métrique doit être le langage quantitatif universel des sciences, et que la médecine doit accepter son mathématisme.

Comme nous l'avons déjà dit, notre intention n'a pas été

d'influencer les opinions en citant ces noms connus, nous avons seulement voulu ajouter ce cortège d'autorités à l'enchaînement des faits que nous avons présentés dans leur chronologie philosophique.

Nous avons vu que la nécessité de l'intégralité mathématique fut démontrée, dès le commencement de ce siècle, par des hommes d'une sagacité et d'une prévoyance scientifiques peu communes. Nous avons vu également que la découverte de la loi de l'identité des forces, le perfectionnement des méthodes et instruments d'analyse, l'application d'une mesure unique à la mensuration de tous les phénomènes permirent de traiter les quantités physiologiques avec une précision inouïe. Qu'en vertu de ces découvertes et de ces inventions, nous avons perdu la liberté de pratiquer l'art conjectural qui a été la privilège de quelques médecins et le côté faible de la médecine. Que, d'une part, s'il est devenu impossible de pratiquer et d'étudier notre art sans recourir incessamment à des procédés de mensuration et d'analyse qui ont pour criterium le calcul, d'autre part, il serait plus que futile de faire ces opérations dans le langage de la cacométrie anglaise ou autre, et qu'il serait plus profitable à la science de cesser de prendre des observations que de continuer à grossir l'avalanche d'observations en chiffres irréductibles qui grossit à mesure qu'elle descend sur nous.

Quant aux médecins des pays ou le mètre est naturalisé, il est temps qu'ils voient dans ce système autre chose qu'un moyen facile et uniforme de prescrire et de décrire ; il est nécessaire qu'ils se hâtent de reconnaître en lui le seul facteur et coordinateur des quantités physiologiques et pathologiques, la pierre angulaire du mathématisme médical auquel la médecine doit déjà quelques connaissances positives et auquel, d'ici peu, elle en devra de bien plus nombreuses.

PARIS. — IMP. V. GOUPY ET JOURDAN, 71, RUE DE RENNES

www.ingramcontent.com/pod-product-compliance
Lightning Source LLC
LaVergne TN
LVHW052041160826
845678LV00003B/1476

* 9 7 8 2 3 2 9 6 3 4 1 4 2 *